Aurelio Ferreira

Luxação congênita do quadril em Campo Grande/MS

AF144674

Aurelio Ferreira

Luxação congênita do quadril em Campo Grande/MS

Prevalência de instabilidade de quadril em recém natos de julho a dezembro/2009

Novas Edições Acadêmicas

Impressum / Impressão

Bibliografische Information der Deutschen Nationalbibliothek: Die Deutsche Nationalbibliothek verzeichnet diese Publikation in der Deutschen Nationalbibliografie; detaillierte bibliografische Daten sind im Internet über http://dnb.d-nb.de abrufbar. Alle in diesem Buch genannten Marken und Produktnamen unterliegen warenzeichen-, marken- oder patentrechtlichem Schutz bzw. sind Warenzeichen oder eingetragene Warenzeichen der jeweiligen Inhaber. Die Wiedergabe von Marken, Produktnamen, Gebrauchsnamen, Handelsnamen, Warenbezeichnungen u.s.w. in diesem Werk berechtigt auch ohne besondere Kennzeichnung nicht zu der Annahme, dass solche Namen im Sinne der Warenzeichen- und Markenschutzgesetzgebung als frei zu betrachten wären und daher von jedermann benutzt werden dürften.

Informação biográfica publicada por Deutsche Nationalbibliothek: Nationalbibliothek numera essa publicação em Deutsche Nationalbibliografie; dados biográficos detalhados estão disponíveis na Internet: http://dnb.d-nb.de. Os outros nomes de marcas e produtos citados neste livro estão sujeitos à marca registrada ou a proteção de patentes e são marcas comerciais registradas dos seus respectivos proprietários. O uso dos nomes de marcas, nome de produto, nomes comuns, nome comerciais, descrições de produtos, etc. Inclusive sem uma marca particular nestas publicações, de forma alguma deve interpretar-se no sentido de que estes nomes possam ser considerados ilimitados em matérias de marcas e legislação de proteção de marcas e, portanto, ser utilizadas por qualquer pessoa.

Coverbild / Imagem da capa: www.ingimage.com

Verlag / Editora:
Novas Edições Acadêmicas
ist ein Imprint der / é uma marca de
OmniScriptum GmbH & Co. KG
Heinrich-Böcking-Str. 6-8, 66121 Saarbrücken, Deutschland / Niemcy
Email / Correio eletrônico: info@nea-edicoes.com

Herstellung: siehe letzte Seite /
Publicado: veja a última página
ISBN: 978-3-639-68317-2

DEDICATÓRIA

Dedico à minha família: esposa, Narda, meus filhos, Erich, Walkiria e Zezinho e minha neta, Olivia.

AGRADECIMENTOS

Ao meu orientador, Prof. Dr. Durval Batista Palhares.

À Dra. Maria Cristina Sassioto, pela colaboração na elaboração deste trabalho.

À minha secretaria, Bel. em Direito Paola Barbosa Strazzeri Sorrento.

À secretaria da Pós-graduação da UFMS, Osvalda Vera.

LISTA DE FIGURAS

LISTA DE SÍMBOLOS E ABREVIATURAS

MS: Mato Grosso do Sul.

NHU/UFMS: Núcleo do Hospital Universitário da Universidade Federal do Mato Grosso do Sul

PSF: Programa de Saúde da Família.

UFMS: Universidade Federal de Mato Grosso do Sul.

LCQ: Luxação Congênita do Quadril.

DDQ: Displasia do Desenvolvimento do Quadril.

SUMÁRIO

1 INTRODUÇÃO

As afecções do quadril do recém-nascido que cursam com perda parcial ou total da harmonia anátomo-funcional dos componentes articulares são agrupadas em uma entidade nosológica denominada displasia do desenvolvimento do quadril (DDQ) que inclui a displasia acetabular, a subluxação e a luxação do quadril propriamente dita, que é o objetivo desta pesquisa (ANGELINI et al., 1997; SCHOTT, 2000).

Na displasia do desenvolvimento do quadril alguns quadris, aparentemente normais ao nascimento, se tornam progressivamente subluxados ou luxados tardiamente. Este aspecto ganha especial relevância porque se não diagnosticada precocemente, ou tratada inadequadamente, a luxação congênita do quadril (LCQ) impõe ao paciente o ônus de um defeito físico e funcional para o resto da vida (SCHOTT, 2000; ROSA FILHO, 2001; BONILLA et al., 2002).

Na relação literária a incidência de displasia do desenvolvimento do quadril, varia de dois a dezessete por mil, sendo o quadril esquerdo e os recém-nascidos do gênero feminino os mais susceptíveis, e os dois quadris estão afetados aproximadamente em um terço dos casos (VOLPON; CARVALHO FILHO, 1985; SCHOTT, 2000; ROSA FILHO, 2001; BONILLA et al., 2002).

1

A ocorrência de outras anomalias congênitas está fortemente associada à displasia do desenvolvimento do quadril, sendo que recém-nascidos com torcicolo congênito e deformidades congênitas do pé têm maior incidência (SCHOTT, 2000).

Quando não detectada precocemente, a DDQ pode permanecer até que a criança comece a andar demonstrando anormalidades como atraso temporal no início da marcha que se apresenta claudicante em casos de luxação congênita unilateral e com características anserinas, se bilateral (ROSA FILHO, 2001).

O diagnóstico precoce da luxação congênita do quadril (LCQ) é eminentemente clínico, porém se tardiamente realizado, pode urgir a utilização de métodos complementares de imagem, o que onera sobremaneira a condução da terapêutica (ROSA FILHO, 2001).

Os cuidados com o quadril infantil iniciam-se com a realização do Teste de Ortolani durante o exame clínico realizado pelo médico pediatra assistente do recém-nascido em sala de parto e o atendimento ortopédico especializado deve ser solicitado sempre que alguma dúvida ou sinal da presença de anormalidade no quadril esteja presente (RIZZI, 2009).

O sucesso do tratamento da DDQ depende do diagnóstico precoce e consiste na redução e manutenção concêntrica e atraumática da

2

epífise femoral até a obtenção da estabilidade articular. Com a utilização de métodos incruentos ou operatórios, quanto mais cedo a redução articular for alcançada, melhor será o prognóstico (VOLPON; CARVALHO FILHO, 1985; VOLPON; CARVALHO FILHO, 1986; LOBO; LAREDO, 1987; ROSA FILHO, 2001; BONILLA et al., 2002; BREMM et al., 2002).

O Núcleo do Hospital Universitário, da Universidade Federal de Mato Grosso do Sul (NHU/UFMS), é unidade de referência para encaminhamento de portadores de necessidades terapêuticas multidisciplinares por afecções osteomusculares em Mato Grosso do Sul, e especialmente para a capital Campo Grande. Por isso julgou pertinente à realização deste trabalho.

3

2 OBJETIVOS

2.1 Objetivo geral

- Obter dados sobre a prevalência de luxação congênita e instabilidade de quadril em recém-nascidos de Julho a Dezembro/2009 em Campo Grande – MS.

2.2 Objetivo específico

- Conhecer o perfil epidemiológico dos recém-nascidos portadores de luxação congênita e instabilidade de quadril em relação aos fatores anatômicos fetais ou sindrômicos determinantes e fatores de risco de ordem materna.

3 REVISÃO DA LITERATURA

3.1 Conceito

A luxação congênita do quadril (LCQ) é uma manifestação articular, da displasia do desenvolvimento do quadril (DDQ) com sequelas definitiva, impondo o ônus para o paciente de um defeito físico para o resto da vida.

Existe uma grande variação de denominações em fontes literárias devido à diversidade de delimitações conceituais, quando alguns autores defendem que a palavra congênita engloba apenas os casos acometidos em período fetal, excluindo aqueles posteriormente ao nascimento (FORST et al., 1997; MALAGÓN , 1998; VOGEL et al., 1998; PIRES; MELO, 2005).

As sociedades de ortopedia pediátrica norte-americana e européia propuseram a utilização de Displasia do Desenvolvimento de Quadril por considerar que esta alteração articular seja um processo dinâmico que ocorre durante o desenvolvimento da criança (COMMITTEE ON QUALITY IMPROVEMENT, SUBCOMMITTEEE ON DEVELOPMENTAL DYSPLASIA OF THE HIP, 2000; PIRES; MELO, 2005).

Malagón (1998) defende que o termo displasia já conduzia ao significado de desenvolvimento, e assim, o mesmo estaria redundante, sugerindo consequentemente, a nomenclatura de Displasia do Quadril,

5

que não apresentaria limitações temporais por não ser restrito a uma fase específica do desenvolvimento do quadril.

O Subcomitê em Displasia do Desenvolvimento do Quadril do Comitê Norte-Americano em Melhoria de Qualidade propôs a seguinte taxonomia: (a) quadril instável quando estiver presente uma mobilidade aumentada entre os componentes do quadril, permitindo a perda e a redução da congruência articular; (b) quadril subluxado quando estiver presente uma mobilidade aumentada da epífise femoral proximal em relação aos limites anatômicos do acetábulo; (c) quadril luxado quando houver perda de congruência anatômica e funcional entre os componentes ósseos do quadril; (d) luxação teratológica quando a perda de congruência articular for manifestação de outra enfermidade de base (COMMITTEE ON QUALITY IMPROVEMENT, SUBCOMMITTEEE ON DEVELOPMENTAL DYSPLASIA OF THE HIP, 2000).

A luxação teratológica do quadril usualmente está associada com desordens neuromusculares prévias ao nascimento, como a mielodisplasia e a artrogripose múltipla congênita e, ainda com a paralisia cerebral em período perinatal (COMMITTEE ON QUALITY IMPROVEMENT, SUBCOMMITTEEE ON DEVELOPMENTAL DYSPLASIA OF THE HIP, 2000; PIRES; MELO, 2005).

6

3.2 Dados epidemiológicos

A incidência da LCQ varia, na literatura, de acordo com a população estudada, entre 5 e 8/1.000 (VOLPON; CARVALHO FILHO, 1985; ANGELINI, 1997). Apesar da maioria dos países desenvolvidos relatar uma incidência de 1,5 a 2/1.000, Pires e Melo (2005) acreditavam que esta discrepância fosse parcialmente decorrente da variação dos métodos de diagnóstico e do sincronismo da avaliação.

Em raças ocidentais é uma das deformidades congênitas mais comuns (ROSA FILHO, 2001), com predomínio em crianças de pele branca. Parece haver franco predomínio do desenvolvimento de LCQ em fetos do sexo feminino, sendo a unilateralidade esquerda a mais observada (ANGELINI, 1997; ROSA FILHO, 2001; PIRES; MELO, 2005).

Existem relatos de alta prevalência em primogênitos, em crianças nascidas por parto cesariana e naquelas que assumiram a posição fetal pélvica nas últimas semanas gestacionais (VOLPON; CARVALHO FILHO, 1985; VOLPON; CARVALHO FILHO, 1986; MILANI et al., 1993; MALAGÓN, 1998; SCHOTT, 2000; ROSA FILHO, 2001; BREMM et al., 2002). Estes estudos relatam que o elevado tônus muscular em primíparas e a posição fetal pélvica estejam relacionados ao aprisionamento da pelve do feto, em relação a pelve materna,

7

ocasionando uma posição de extrema flexão no quadril, extensão nos joelhos e maior adução. Em relação ao aumento da afecção em crianças nascidas por parto operatório, acreditam que o mesmo seja decorrente da própria distócia do canal de parto, com alteração dos diâmetros pélvicos, condicionando a uma inadequação do posicionamento fetal.

Milani et al. (1993) acreditavam não haver relação da prevalência de luxação congênita do quadril com o peso ao nascer ou com a idade materna e gestacional.

3.3 Etiologia

A etiologia da luxação congênita do quadril ainda permanece indeterminada, sendo uma gênese multifatorial universalmente aceita. Embora ainda existam muitas discussões a respeito, admite-se que vários fatores estejam relacionados à etiologia da displasia do desenvolvimento do quadril, incluindo fatores heredofamiliares, ambientais ou ambos (VOLPON; CARVALHO FILHO, 1985; VOLPON; CARVALHO FILHO, 1986; LOBO; LAREDO FILHO, 1987; ROSA FILHO, 2001; BREMM et al., 2002; PIRES; MELO, 2005).

A apresentação fetal de nádegas (Figura 1) e a hipoplasia congênita dos componentes do quadril foram durante algum tempo considerados como os principais fatores etiológicos da LCQ. Atualmente

8

estes fatores são considerados pontuais, pois se fossem, em conjunto, a causa primária da LCQ, os quadris seriam sempre bilateralmente luxados (ROSA FILHO, 2001).

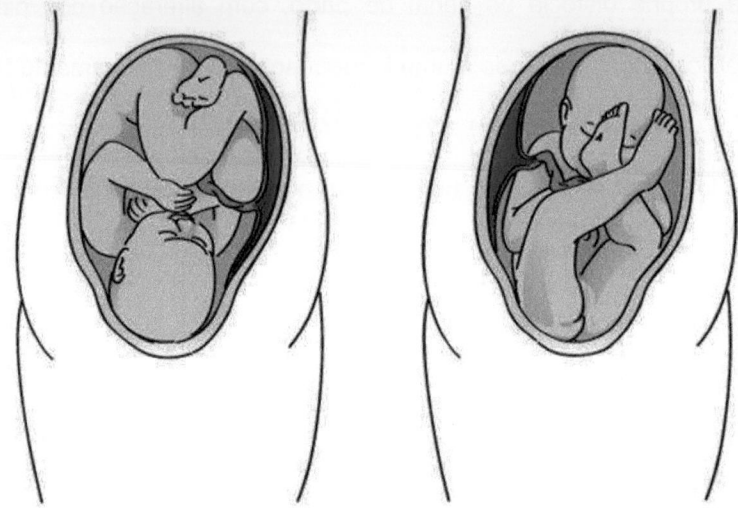

Figura 1 – Ilustração do posicionamento fetal em apresentação cefálica (à esquerda) com os quadris e joelhos fletidos e do posicionamento fetal em apresentação de nádegas (à direita), que pode ocasionar estiramento e consequente flacidez das partes moles articulares. Imagem disponível em <http://www.hipdysplasia.org/Hip-Dysplasia/What-Causes-Hip-Dysplasia/default.aspx>.

A flacidez ligamentar generalizada é encontrada numa certa proporção de pacientes portadores de LCQ, e pode também estar presente nos familiares. A flacidez articular de causa hormonal também pode estar envolvida, pois durante a fase final da gestação ocorre a secreção do hormônio relaxina em resposta aos estrógenos e progesterona que irão atingir a circulação fetal, provocando a flacidez

9

dos ligamentos do quadril, que pode ser a causa da maior incidência de luxação nos conceptos do sexo feminino (ROSA FILHO, 2001).

A relaxina, um hormônio peptídico de estrutura química semelhante à da insulina, tem papel importante no desenvolvimento do parto ao provocar o aumento do número de receptores para a ocitocina e ao induzir o relaxamento das articulações pélvicas, especialmente do ligamento interpúbico. O nível de relaxina atinge pico máximo no início do trabalho de parto e depois dele sofre redução acelerada (FORST et al., 1997; VOGEL et al., 1998).

Vogel et al. (1998) coletaram sangue do cordão umbilical em 3.185 recém-nascidos com a finalidade de determinar a relação entre os altos níveis de relaxina no sangue da veia umbilical e a instabilidade do quadril infantil. Os níveis de relaxina foram determinados por radio imunoensaio e o posicionamento da epífise femoral proximal em relação ao acetábulo foi avaliado clinicamente e por ultrasonografia. Os autores observaram que dez recém-nascidos tinham positividade da manobra de Ortolani; seis recém-nascidos tinham quadris instáveis e necessitavam início imediato de tratamento e apenas três destas crianças tinham níveis de relaxina acima dos parâmetros de normalidade (10 pg/mL), concluindo que não havia relação absoluta entre a concentração deste hormônio nos vasos do cordão umbilical e a instabilidade do quadril,

10

sugerindo que a presença de relaxina no sangue da veia umbilical seja determinada por contaminação deste com o sangue materno.

Forst et al. (1997) examinaram clínica e ultrassonograficamente ambos quadris de 90 recém-nascidos, observando alteração ultrassonográfica, pela classificação de Graf, em 13,9% dos quadris examinados. A concentração de relaxina medida no sangue do cordão umbilical não mostrou relação estatisticamente significante com as alterações ultrassonográficas observadas, não confirmando que altos níveis sanguíneos de relaxina estejam associados ao desenvovimento de instabilidade do quadril infantil. Ao contrário, os autores sugerem que baixos níveis de relaxina provocariam uma redução no relaxamento pélvico materno, inflingindo ao feto um aumento da pressão uterina na fase perinatal, o que poderia ser fator mecânico desencadeador da instabilidade do quadril fetal.

Os fatores etiológicos mecânicos: o oligodrâmnio que promove o estreitamento do espaço abdominal, impedindo a versão cefálica do feto, fatores ambientais que promovem o posicionamento do recém-nascido com as extremidades pélvicas em extensão e adução total (Figura 2), são considerados condições determinantes do desenvolvimento da luxação congênita do quadril (ESPARZA et al., 1999; ROMERO et al., 1999; COMMITTEE ON QUALITY

11

IMPROVEMENT, SUBCOMMITTEEE ON DEVELOPMENTAL DYSPLASIA OF THE HIP, 2000; PIRES; MELO, 2005).

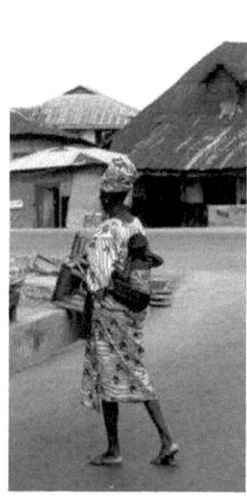 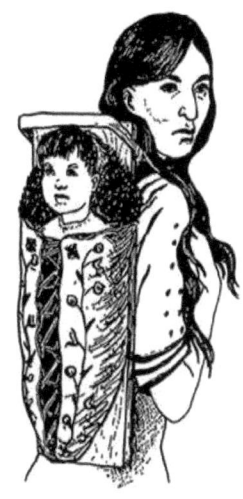

Figura 2 – Diferentes condições culturais podem levar ao posicionamento inadequado dos quadris do recém-nascido, mantendo-os em extensão e adução forçadas (à direita), quando os quadris deveriam ser mantidos em dupla abdução (à esquerda). Imagem disponível em <http://www.hipdysplasia.org/Hip-Dysplasia/What-Causes-Hip-Dysplasia/default.aspx>.

3.4 Manifestações clínicas

As manifestações clínicas de luxação congênita do quadril são dependentes do processo natural de desenvolvimento das estruturas periarticulares e dos componentes da própria articulação (VOLPON; CARVALHO FILHO, 1985; COMMITTEE ON QUALITY IMPROVEMENT, SUBCOMMITTEEE ON DEVELOPMENTAL DYSPLASIA OF THE HIP, 2000; SCHOTT, 2000; ROSA FILHO, 2001).

Embriologicamente, a epífise femoral proximal e o acetábulo têm origem no mesmo bloco de células mesenquimais primitivas, sendo anatomicamente separados entre a sétima e a oitava semanas de gestação, sendo que na 11ª semana a articulação do quadril estará completamente formada e funcional (COMMITTEE ON QUALITY IMPROVEMENT, SUBCOMMITTEEE ON DEVELOPMENTAL DYSPLASIA OF THE HIP, 2000).

Ao nascimento, a epífise femoral proximal e o acetábulo apresentam constituição fundamentalmente cartilaginosa, e este, continua seu desenvolvimento com a formação de uma zona fibrocartilaginosa, denominada labrum, que promove aumento de sua concavidade e permite um melhor acondicionamento da epífise em seu interior (FORST et al., 1997; SCHOTT, 2000).

Durante o período perinatal existe reconhecida frouxidão da cápsula articular do quadril, o que permite que a epífise possa se deslocar da concavidade e com isso sofrer alterações morfológicas e induzir alterações na morfologia do labrum, que pode tornar-se plano ou mesmo, evertido. Assim, quando a epífise femoral proximal não se encontra congruente com o acetábulo, a concavidade deste sofre redução por não apresentar crescimento e remodelação relacionados ao

13

desenvolvimento epifisário, tornando-se plano, verticalizado e incontinente (FORST et al., 1997; SCHOTT, 2000).

Na vigência de uma luxação, a epífise sofre deslocamento típico, em sentido súpero-lateral (Figura 3), com tracionamento da cápsula articular em sentido superior. A musculatura circunjacente à articulação do quadril, especialmente o músculo glúteo médio, sofrem encurtamento limitando a abdução articular e permitindo uma ação muscular mais potente da musculatura adutora e rotatora, levando o membro inferior à uma posição de adução e rotação interna. A contração seguida de constrição da cápsula articular, em diâmetro inferior ao da própria epífise femoral, tende a manter o quadril nesta posição de deslocamento para cima e para o lado (VOLPON; CARVALHO FILHO, 1985; VOLPON; CARVALHO FILHO, 1986; COMMITTEE ON QUALITY IMPROVEMENT, SUBCOMMITTEEE ON DEVELOPMENTAL DYSPLASIA OF THE HIP, 2000).

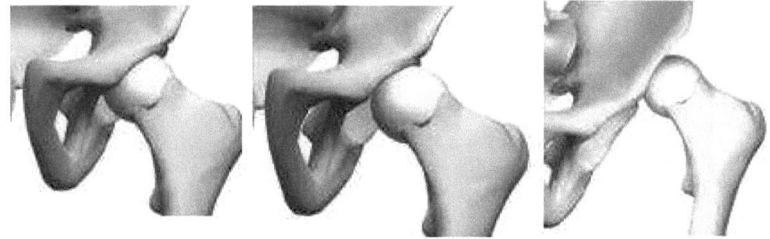

Figura 3 – Ilustração mostrando um quadril anatomicamente posicionado (à esquerda), um quadril subluxado (ao centro) e um quadril luxado, com desvio da epífise femoral proximal em sentido súpero-lateral (à direita). Imagem disponível em <http://kolesow.tltonline.ru/eng/bedro.html>.

Estas alterações morfofuncionais, quando unilaterais, determinam dismetria de comprimento dos membros, da largura perineal e das dobras cutâneas das regiões crurais. Quando a afecção se desenvolve bilateralmente os membros tendem a ser de conformidade semelhante (ESPARZA et al., 1999; ROMERO et al., 1999; COMMITTEE ON QUALITY IMPROVEMENT, SUBCOMMITTEEE ON DEVELOPMENTAL DYSPLASIA OF THE HIP, 2000.

3.5 Diagnóstico

A determinação do diagnóstico da luxação congênita do quadril é um dos pontos mais discutidos na literatura, principalmente em relação ao exame físico, ultra-sonografia e radiologia, os quais geralmente dispõem de distintos protocolos de programas de avaliação (VOLPON; CARVALHO FILHO, 1986; PIRES; MELO, 2005).

O processo de detecção inicia-se na anamnese, com a coleta de informações sobre os antecedentes familiares: sexo, etnia, duração da gestação, tipo de parto, posição de apresentação fetal, anormalidades congênitas e história familiar de displasia do quadril ou osteoartrite, até o quarto grau de parentesco (PIRES; MELO, 2005).

Esparza et al. (1999) sugeriram uma seleção diferenciada segundo o sexo, incluindo todas as meninas e os meninos com fatores de riscos,

15

sendo estes determinados de acordo com os parâmetros protocolares estabelecido pelos autores.

A obtenção de resultados categóricos na avaliação clínica exige treinamento de habilidade do examinador, pois de acordo com Palhas; Pires (1991), o exame clínico apresenta acuidade limitada, em função dos diferentes graus de experiência entre os examinadores.

Na realização do exame físico do recém-nascido, em sala de parto, existem sinais semiológicos que podem ser incluídos na rotina pediátrica de avaliação dos membros inferiores: a limitação de abdução (Figura 4), os sinais de Allis-Galeazzi e de Peter-Bade e as manobras de telescopagem, Ortolani e Barlow (VOLPON; CARVALHO FILHO, 1985; VOLPON, 1996; CIPRIANO, 2005; PIRES; MELO, 2005).

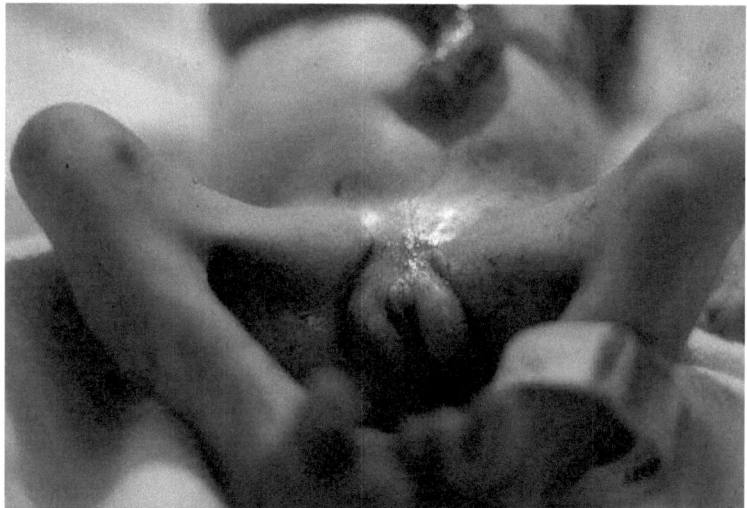

Figura 4 – Limitação da abdução dos quadris luxados bilateralmente. Imagem disponível em <http://newborns.stanford.edu/PhotoGallery/HipAbduction3.html>.

O sinal de Allis-Galeazzi (Figura 5) é utilizado na verificação de presença de discrepância de comprimento dos membros inferiores. O recém-nascido é colocado sobre a mesa de exame em decúbito dorsal, em posição simétrica, com os membros inferiores fletidos de modo a manter os pés juntos. Quando há discrepância de comprimento dos membros inferiores, os topos dos joelhos ficam em alturas diferentes (VOLPON, 1996; NAZER et al., 2009; GUARNIERO, 2010). Esta discrepância pode ser causada por encurtamento real de um dos membros ou ser funcional, como acontece na luxação congênita do quadril unilateral (VOLPON, 1996).

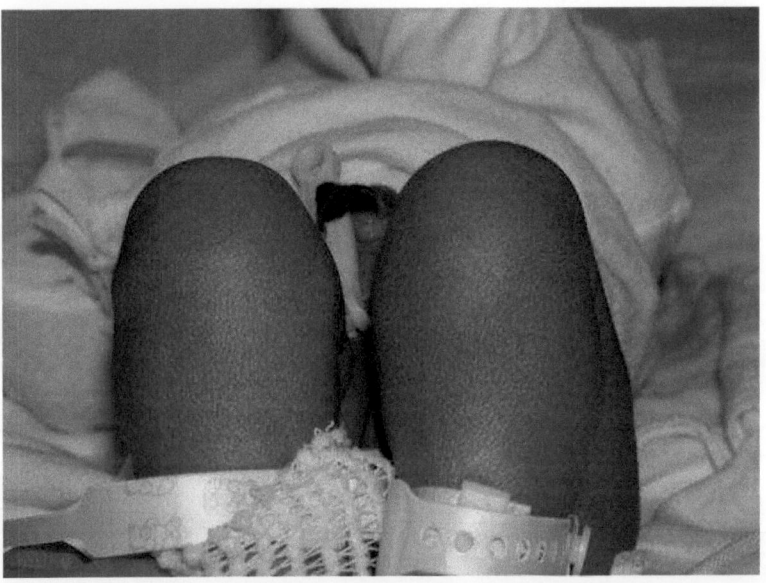

Figura 5 – Sinal de Allis-Galeazzi: diferença de altura dos joelhos do recém-nascido quando os membros são posicionados em flexão de quadril e joelho. Imagem disponível em <http://newborns.stanford.edu/PhotoGallery/Galeazzi1.html>.

17

O sinal de Peter-Bade (Figura 6) é considerado positivo quando ocorre assimetria entre as dobras cutâneas dos quadris e coxas, desencadeada pelo deslocamento superior da epífise femoral proximal na luxação congênita do quadril unilateral (GUARNIERO, 2010).

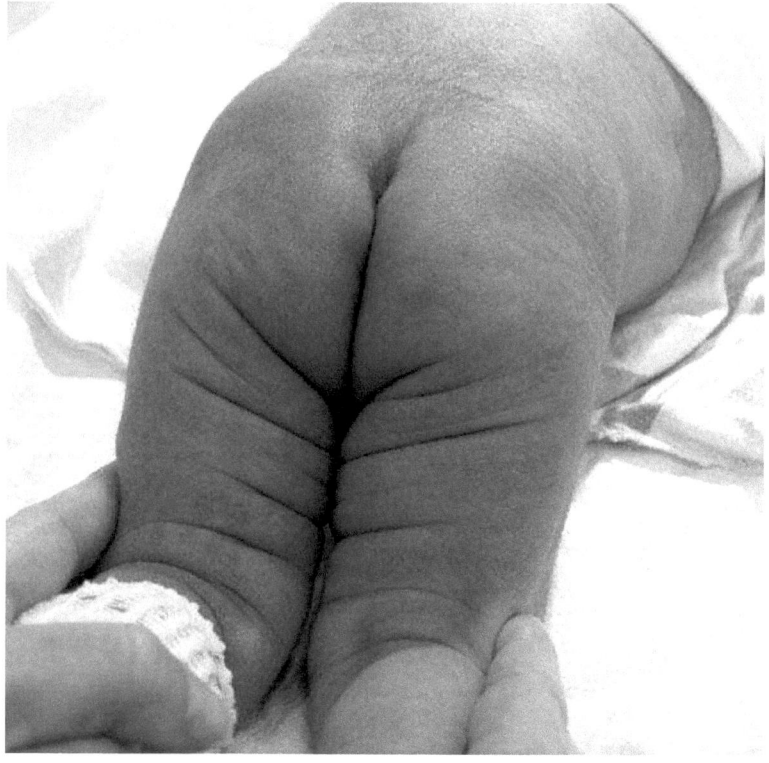

Figura 6 – Sinal de Peter-Bade positivo: assimetria das dobras cutâneas do quadril e das coxas. Imagem disponível em <http://newborns.stanford.edu/PhotoGallery/ LegCreases1.html>.

A manobra de telescopagem é realizada com a criança em decúbito dorsal sobre a mesa de exames; o examinador promove a flexão do quadril e do joelho ipsilaterais em 90° e pressiona a coxa para

18

baixo, no sentido da mesa. Quando este movimento é exagerado, considera-se que a manobra da telescopagem foi positiva e que o quadril examinado está luxado ou possui alta instabilidade articular (CIPRIANO, 2005).

As manobras de Barlow e Ortolani (Figura 7) são realizadas consecutivamente, sendo a de Barlow uma manobra provocativa da luxação e a de Ortolani uma manobra redutora da luxação do quadril (VOLPON; CARVALHO FILHO, 1985; VOLPON, 1996; MALAGÓN, 1998; ESPARZA et al., 1999).

Para realizar-se a manobra de Ortolani no quadril esquerdo, o examinador segura com a mão direita a coxa esquerda, mantendo o terceiro ou quarto dedo ao nível do trocanter maior e o polegar ao nível do trocanter menor. A mão esquerda do examinador é utilizada para estabilizar o quadril direito em abdução. O exame começa com flexão do quadril a 90 graus e abdução da coxa esquerda enquanto uma força anterior é exercida sobre o trocanter maior; a sensação palpável de estalido é referida como a redução da cabeça femoral luxada na cavidade acetabular. Quando o movimento é executado em sentido contrário está se fazendo a manobra de Barlow (VOLPON; CARVALHO FILHO, 1985; ESPARZA et al., 1999; SCHOTT, 2000; PIRES; MELO, 2005).

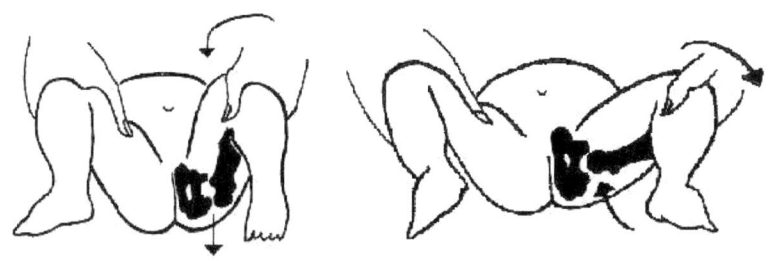

Figura 7 – Ilustração das manobras semiológicas de Barlow (à esquerda) e de Ortolani (à direita). Imagem disponível em <http://nursingcrib.com/demo-checklist/ortolani-barlow-test>.

A manobra de Ortolani, descrita em 1936, é o principal componente do arsenal semiológico à disposição do médico pediatra quando da realização do exame do recém-nascido na sala de parto, porém a utilização exclusiva dessa manobra não permite que todos os quadris de risco sejam diagnosticados, tornando-se necessária a utilização de outros métodos diagnósticos (VOLPON, 1996; ANGELINI et al., 1997)

Esparza et al. (1999) defenderam que a idade média da criança para a utilização das manobras semiológicas visando o diagnóstico de LCQ está em torno de 4,04 meses, sendo as manobras de Ortolani e Barlow ineficazes em crianças com mais idade, por causa do maior tamanho e volume de músculos, além do desenvolvimento de contraturas no quadril, e desta maneira, as manobras realizadas em épocas errôneas favorecem o índice excedente de falsos negativos e/ou positivos, devido à inexperiência e falta de destreza do avaliador.

20

Exames complementares de imagem, principalmente a radiologia convencional e a ultrassonografia podem se fazer necessárias se o exame clínico não for categórico. Achados anormais nas radiografias simples podem sugerir ou confirmar o diagnóstico de DDQ, porém a radiografia normal não exclui a possibilidade de instabilidade e, nestes casos, o exame de escolha é a ultrassonografia, que atualmente é a primeira escolha após o exame físico (BONILLA et al., 2002).

Como os centros de ossificação das epífises femorais se desenvolvem por volta dos 4 a 6 meses de idade, nas radiografias simples de quadris, em incidências ântero-posterior e em dupla-abdução, devem ser traçadas linhas indicativas do posicionamento articular: linhas de Hilgenreiner e Perkins, o arco de Shenton e o índice acetabular (PALHAS; PIRES, 1991; ESPARZA et al., 1999; COMMITTEE ON QUALITY IMPROVEMENT, SUBCOMMITTEEE ON DEVELOPMENTAL DYSPLASIA OF THE HIP, 2000).

A linha de Hilgenreiner (Figura 8) é horizontalmente traçada entre as duas cartilagens trirradiadas; a linha de Perkins é perpendicular à linha de Hilgenreiner, tangencia a margem acetabular lateral. Estas duas linhas dividem o quadril em quatro quadrantes, devendo a cabeça femoral estar situada nos quadrantes inferior e medial. O arco de Shenton passa pela borda medial da diáfise e do colo femoral e pela

21

borda superior do forame obturador; o posicionamento incorreto da cabeça femoral leva à ruptura na linha de Shenton. O índice acetabular é o ângulo calculado da interseção da linha de Hilgenreiner com uma linha da margem lateral do acetábulo. Um índice acima de 35° é sugestivo de displasia (PALHAS; PIRES, 1991; ESPARZA et al., 1999).

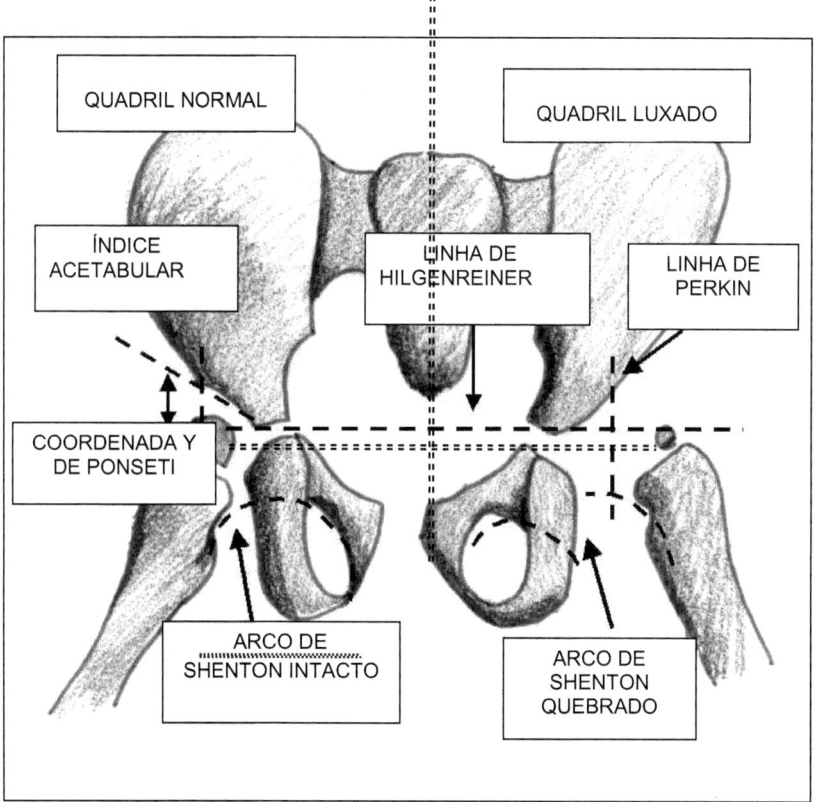

Figura 8 – Ilustração baseada em imagem radiológica de quadris de recém-nascido com luxação congênita à direita, em incidência antero-posterior. Imagem disponível em <http://emedicine.medscape.com/article/1248135-overview>. Modificada.

A ultra-sonografia do quadril é o exame de escolha para avaliação morfológica antes do aparecimento do núcleo de ossificação da cabeça femoral. A sua utilização tem como objetivo avaliar a morfologia do acetábulo, assim como a relação da cabeça femoral ao acetábulo e também da estabilidade do quadril, por ser um método dinâmico de imagem. Deve ser executada nas crianças que estão em grupo de risco, com o exame físico inconclusivo; e recém-nascidos em tratamento, necessitando confirmação da estabilidade da articulação coxo-femoral. Além disso, a ultra-sonografia é considerada um método eficaz para avaliação do quadril, devido a sua alta sensibilidade e especificidade, sendo este dependente da experiência do avaliador, que deve estar familiarizado com a anatomia do quadril e a técnica do exame (PALHAS; PIRES, 1991; MILANI et al., 1993; ESPARZA et al., 1999; SCHOTT, 2000).

A classificação ultrassonográfica de Graaf enfatiza a morfologia do quadril; nesta técnica uma linha de referência é traçada paralelamente à parede lateral do ilíaco, uma segunda linha que vai do lugar onde a linha de referência cruza o teto ósseo do acetábulo até a margem lateral do mesmo. O ângulo formado é chamado de alfa (normal > 60 graus), que representa a porção óssea do teto acetabular e reflete sua profundidade; quanto menor o ângulo maior a displasia acetabular. O ângulo beta é formado por uma linha do labrum até a linha de referência, que representa a porção cartilaginosa do teto acetabular e indiretamente reflete a posição da cabeça femoral. O ângulo normal é < 70 graus; valores acima deste refletem subluxação do quadril e eversão do labrum. O método dinâmico enfatiza a posição e a estabilidade do quadril e a articulação é avaliada no plano transverso enquanto variações das manobras de Barlow e Ortolani são realizadas. A estabilidade do quadril é avaliada em relação ao grau de deslocamento entre a cabeça e o acetábulo (MATOS, 2006).

Outros métodos de imagem, que permitem o estudo da morfologia acetabular, consistem na tomografia computadorizada e na ressonância magnética. Estes métodos permitem a visibilização da cartilagem articular e das partes moles, o que possibilita de maneira eficiente a detecção e seguimento do diagnóstico, além do controle da redução da luxação em aparelhos gessados. Porém, há um elevado custo no procedimento, limitando sua utilização já que eles necessitam do uso de anestesia geral, em pacientes pediátricos (BREMM et al., 2002; PIRES; MELO, 2005).

3.6 Tratamento

O sucesso do tratamento da displasia congênita do quadril depende de diagnóstico precoce e consiste na redução e manutenção concêntrica e atraumática da epífise femoral até a obtenção da estabilidade articular (ANGELINI et al., 1997).

Os critérios de tratamento, praticado pelo médico especialista em Ortopedia, apresentam várias peculiaridades no parâmetro de seleção, produzindo, desta forma, uma diversidade de métodos e, consequentemente, da sua duração (PIRES; MELO, 2005).

Os métodos de tratamento da DDQ podem ser incruentos (Figura 9) (fralda de Frejka, suspensório de Pavlik, tração cutânea e redução sob anestesia) ou cruentos (Figura 10), quando o diagnóstico é feito tardiamente, incluindo tenotomia percutânea e osteotomias tipo Chiari, Pemberton e Salter (PIRES; MELO, 2005; NAZER et al., 2009; GUARNIERO, 2010).

As fraldas de Frejka tem a finalidade de manter os quadris em dupla abdução. O suspensório de Pavlik é uma órtese dinâmica que permite a criança mobilizar os membros inferiores, embora dentro de alguns limites. A faixa anterior mantém os quadris fletidos, evitando a extensão. A faixa posterior limita a adução. A indicação para o uso do

25

suspensório de Pavlik são quadris redutíveis em crianças de até seis meses de idade (NAZER et al., 2009; GUARNIERO, 2010).

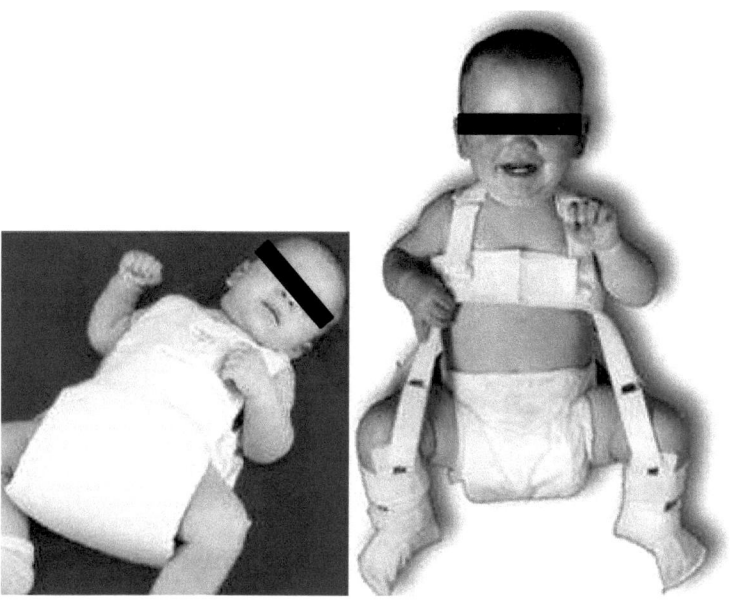

Figura 9 – Ilustrações do uso das fraldas de Frejka (à esquerda) e do suspensório de Pavlik (à direita). Imagem disponível em <www.locmed.com.br/v3/imagens/produtos/ 501C.jpg>.

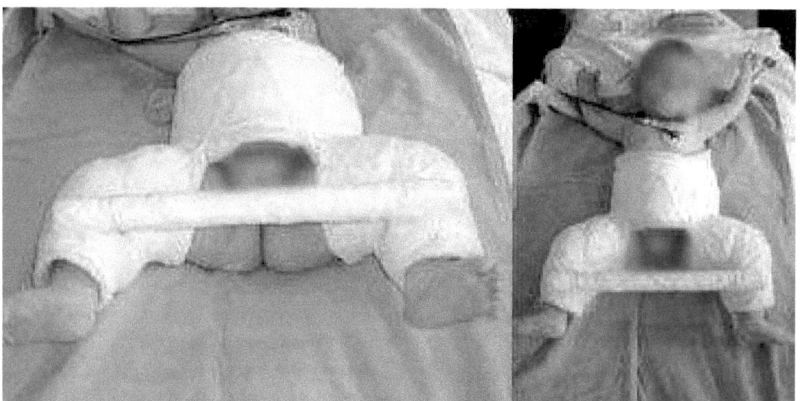

Figura 10 – Ilustração da imobilização gessada pós-tratamento operatório de luxação congênita do quadril. Imagem disponível em <http://www.ortopediainfantil.com.br/ patologias/quadril/luxacao_congenita. php>.

4 METODOLOGIA

4.1 Tipo de estudo

Foi realizado um estudo prospectivo observacional que avaliou, por um período de seis meses, os recém-nascidos em hospitais-maternidade da região metropolitana de Campo Grande (MS).

4.2 Preceitos éticos

O projeto desta pesquisa foi submetido à avaliação do Colegiado do Programa de Pós-Graduação em Saúde e Desenvolvimento na Região Centro-Oeste da Faculdade de Medicina da Fundação Universidade Federal do Mato Grosso do Sul (UFMS), da Coordenadoria de Pesquisa da UFMS e do Comitê de Ética em Pesquisa da UFMS, sendo aprovado e registrado sob o número 496/09 em 21/11/2009.

4.3 População de estudo

A população de estudo foi composta pelos recém-nascidos vivos no período de Julho a Dezembro/2009 nos núcleos de maternidade dos hospitais: Associação Beneficente de Campo Grande – (Santa Casa), Hospital Regional do Mato Grosso do Sul, Maternidade Cândido Mariano, Hospital da Mulher, Hospital do Pênfigo, Hospital El Kadri,

Hospital UNIMED – (Unidade Miguel Couto) e Hospital Universitário Maria Aparecida Pedrossian, independente do gênero, cor, raça, idade gestacional ou estado nutricional.

4.4 Período de Execução

A coleta de dados para este estudo ocorreu no período compreendido entre julho e dezembro de 2009, nos núcleos de maternidade dos hospitais supracitados.

4.5 Procedimentos

A Sociedade Brasileira de Pediatria/Seccional MS foi informada dos objetivos da pesquisa e comprometeu-se a dar ciência aos pediatras que fazem sala de parto, para que anotassem em folha de exame, qualquer indício clínico sugestivo de luxação congênita do quadril.

A direção clínica dos hospitais participantes foi contatada pessoalmente pelo pesquisador portando documentação emitida pelo Programa de Pós-Graduação, onde constavam os objetivos e a metodologia do estudo.

Foi disponibilizado um número de telefone celular para que o profissional médico pediatra que atendeu o recém-nascido portador ou com suspeita de luxação congênita de quadril, em sala de parto, fizesse a comunicação do caso ao pesquisador.

A mãe ou os responsáveis pelos recém-nascidos indicados pelo médico pediatra foram contatados pelo pesquisador, com explicações dos objetivos do estudo, apresentação e leitura do Termo de Conhecimento Livre e Esclarecido, que em seguida foi assinado pelos concordantes.

O pesquisador realizou avaliação clínica do recém-nascido no hospital correspondente, com preenchimento do protocolo de coleta de dados, entrando em seguida, em contato com o médico pediatra assistente para outras medidas que se fizeram necessárias.

Foram colhidos dados referentes à identificação materna (nome, idade, raça, estado civil, procedência, idade gestacional, número de gestações, partos e/ou abortos, realização de acompanhamento pré-natal e intercorrências gestacionais); dados obstétricos (forma de apresentação fetal, tipo de parto, duração, intercorrências); e dados do recém-nascido (sexo, cor, peso, altura, índice de Apgar, estado nutricional e alterações somáticas).

A avaliação clínica realizada pelo pesquisador consistiu na observação dos sinais de Galeazzi e de Peter-Bade, seguida da realização das manobras semiológicas de Ortolani e Barlow. Constituiu sinal semiológico de Galeazzi positivo a presença de diferença de altura de ambos os joelhos em flexão. O sinal semiológico de Peter-Bade foi positivo quando observou-se a presença de assimetria das pregas glúteas em visão dorsal e/ou assimetria das pregas cutâneas cruro-inguinais em visão anterior, com os membros inferiores do recém-nascido em extensão (VOLPON; CARVALHO FILHO, 1985; VOLPON, 1996; COMMITTEE ON QUALITY IMPROVEMENT, SUBCOMMITTEEE ON DEVELOPMENTAL DYSPLASIA OF THE HIP, 2000; PIRES; MELO, 2005).

A manobra semiológica de Ortolani, específica para a identificação de luxação do quadril em recém-nascidos, foi realizada posicionando-se o recém-nascido em decúbito dorsal, com os quadris em flexão de 90° e joelhos totalmente fletidos. O pesquisador segurou as pernas do recém-nascido de modo que seus polegares posicionaram-se na parte medial das coxas e os dedos na parte lateral das coxas, por sobre a proeminência óssea do trocânter femoral maior; as coxas foram abduzidas delicadamente, com aplicação de uma força leve nos trocânteres maiores com os dedos médios de cada mão. A manobra foi considerada positiva, quando o pesquisador percebeu resistência a cerca de 30° de abdução e um estalido na redução da luxação (VOLPON; CARVALHO FILHO, 1985; VOLPON, 1996; COMMITTEE

ON QUALITY IMPROVEMENT, SUBCOMMITTEEE ON DEVELOPMENTAL DYSPLASIA OF THE HIP, 2000; PIRES; MELO, 2005).

A manobra semiológica de Barlow identifica a presença de instabilidade do quadril em recém-nascidos, foi realizada na mesma posição usada para a manobra de Ortolani, com o pesquisador realizando movimento contrário ao executado na manobra anterior, provocando a saída da epífise femoral do recinto acetabular, o que foi considerado como positivo (VOLPON; CARVALHO FILHO, 1985; VOLPON, 1996; COMMITTEE ON QUALITY IMPROVEMENT, SUBCOMMITTEEE ON DEVELOPMENTAL DYSPLASIA OF THE HIP, 2000; PIRES; MELO, 2005).

Na positividade do exame clínico, foi realizado contato com o pediatra assistente do recém-nascido, para indicação de exames complementares, como a radiografia simples de quadris em incidência ântero-posterior e rã (duplo perfil) e/ou ultra-sonografia dos quadris.

Na radiografia simples de quadris foram traçadas linhas e ângulos para o adequado estudo (MALAGÓN, 1998; COMMITTEE ON QUALITY IMPROVEMENT, SUBCOMMITTEEE ON DEVELOPMENTAL DYSPLASIA OF THE HIP, 2000).

31

A linha de Hilgenreiner consiste em uma reta horizontal traçada entre as cartilagens trirradiadas para a avaliação da altura das epífises femorais, que deverão estar simetricamente localizadas em quadris normais.

O índice acetabular consiste no ângulo formado pela linha de Hilgenreiner e uma segunda linha traçada tangente ao teto acetabular, onde valores maiores que 30° sugerem displasia acetabular.

A presença da tríade de Putti em quadris alterados é formada pela ectopia da extremidade proximal do fêmur, pela hipoplasia ou ausência do núcleo epifisário e pelo aumento da inclinação do teto acetabular em relação à linha de Hilgenreiner.

A coordenada Y de Ponseti é uma reta que passa perpendicularmente à porção média do sacro, e determina a distância, simétrica ou não, medida em relação a essa linha com o centro da epífise femoral de cada quadril.

O arco de Shenton é formado por uma linha que passa medialmente na metáfise proximal do fêmur e continua com a borda superior do forâmen obturador. Nos casos de ascensão da cabeça femoral, esta linha sofre solução de continuidade.

Na necessidade de realização de ultra-sonografia dos quadris foi utilizado o método de Graf para avaliação das imagens estáticas dos quadris em plano coronal e mensuração dos ângulos alfa e beta (MILANI et al., 1993; ROMERO et al., 1999; SCHOTT, 2000).

Os recém-nascidos com estabelecimento do diagnóstico de luxação congênita do quadril receberam orientação de conduta diagnóstica para instalação das correias de Pavlik (PALHAS; PIRES, 1991; NAZER et al., 2009) e controle clínico no ambulatório de Ortopedia e Traumatologia do Núcleo do Hospital Universitário quando não havia médico ortopedista eleito pela família.

4.6 Estudo Estatístico

Os resultados das variáveis avaliadas neste estudo foram apresentados na forma de estatística descritiva ou na forma de tabelas e gráfico. A análise estatística foi realizada utilizando-se o "Software" SPSS, versão 13.0 (SHOTT, 1990).

5 RESULTADOS

Nos oito hospitais avaliados neste estudo, houve um total de 5746 nascimentos registrados, entre os meses de julho e dezembro de 2009. Do total de nascimentos registrados, em 82,0% (n=4711) deles houve a catalogação do tipo de parto, entre normal e operatório. Dentre os nascimentos onde foi catalogado o tipo de parto (n=4711), 46,5% (n=2191) deles foram partos normais (vaginais), enquanto que os demais 53,5% (n=2520) foram partos operatórios. Estes resultados estão apresentados na Figura 11.

Catalogação do tipo de parto	% (n)
Avaliados	82,0% (n=4711)
Não avaliados	18,0% (n=1035)
Total	**100,0% (n=5746)**
Normal	46,5% (n=2191)
Operatório	53,5% (n=2520)
Total	**100,0% (n=4711)**

Figura 11 – Resultados referentes à catalogação e ao tipo de parto dos recém-nascidos.

Dos 5746 nascimentos registrados, o resultado da avaliação
ortopédica foi catalogado em apenas 69,7% (n=4003) deles (Figura 12).

Catalogação de avaliação ortopédica	% (n)
Sim	69,7% (n=4003)
Não	30,3% (n=1743)
Total	100,0% (n=5746)

Figura 12 – Resultados referentes à catalogação da avaliação ortopédica realizada nos
recém-nascidos.

Dentre os recém-nascidos que receberam avaliação ortopédica, foi
diagnosticada alguma alteração no aparelho locomotor em 2,3% (n=91)
deles, o que revela uma taxa de 22,73 casos a cada 1000 nascimentos.
Ainda em relação aos nascimentos em que o resultado da avaliação
ortopédica foi catalogado (n=4003), foi diagnosticado Teste de Ortolani
positivo em 0,8% (n=34) deles, o que resultou uma taxa de 8,49 casos a
cada 1000 nascimentos.

O Teste de Ortolani positivo à direita foi de 0,3% (n=11), o que
representa uma taxa de 2,75 casos a cada 1000 nascimentos. A
prevalência do Teste de Ortolani positivo à esquerda foi de 0,4% (n=17),
correspondendo a 4,25 casos a cada 1000 nascimentos. Finalmente, a
prevalência do Teste de Ortolani positivo bilateral foi de 0,1% (n=6),
revelando uma taxa de 1,50 casos a cada 1000 nascimentos.

Para as crianças com Teste de Ortolani positivo (n=34) 32,4% (n=11) foi positivo à direita, 50,0% (n=17) para à esquerda e 17,6% (n=6) bilateral. Estes resultados estão ilustrados na Figura 13.

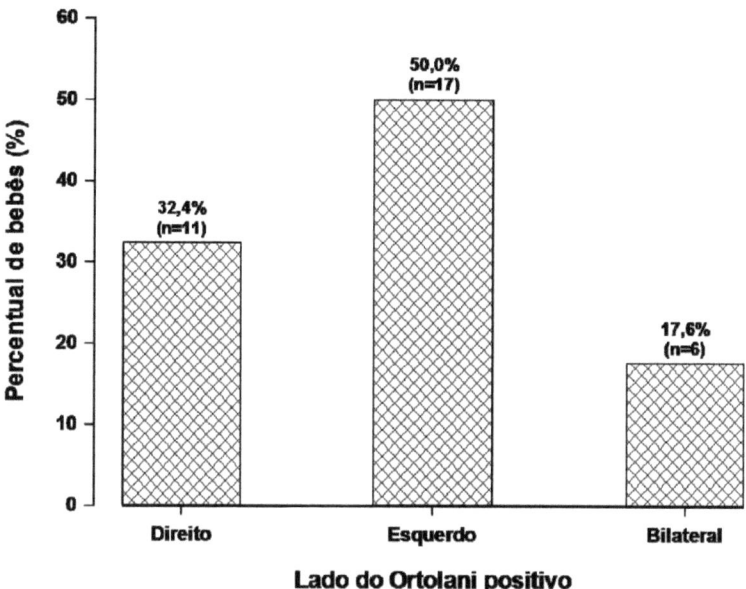

Figura 13 – Percentual de recém-nascidos de acordo com o lado do Teste de Ortolani positivo.

Dos 4003 recém-nascidos avaliados ortopedicamente, foram confirmada luxação congênita do quadril em apenas três casos (0,07%), o que representa uma taxa de 0,75 casos a cada 1000 nascimentos ou 7,47 casos a cada 10000 nascimentos. Estes resultados estão apresentados na Figura 14.

Dos (n=34) casos de recém-natos com Teste de Ortolani positivo ao nascimento, apenas três confirmaram o diagnóstico representando uma taxa 8,8% (n=3).

Variável	% (n) taxa de prevalência (n=4003)
Alteração do aparelho locomotor	2,3% (n=91) **22,73:1000**
Teste de Ortolani positivo – Total	0,8% (n=34) **8,49:1000**
Teste de Ortolani positivo à direita	0,3% (n=11) **2,75:1000**
Teste de Ortolani positivo à esquerda	0,4% (n=17) **4,25:1000**
Teste de Ortolani positivo bilateral	0,1% (n=6) **1,5:1000**
Luxação congênita do quadril	0,07% (n=3) **0,75:1000**

Figura 14 – Resultados referentes à incidência e à taxa de prevalência em cada 1000 nascimentos, de alterações do aparelho locomotor, Ortolani positivo e luxação congênita do quadril observada nos recém-nascidos.

Entre os recém-nascidos com Teste de Ortolani positivo (n=34), o parto de 79,4% (n=27) deles foi operatório, enquanto que o parto dos demais 20,6% (n=7) foi normal (vaginais).

Ainda entre os recém-nascidos com Teste de Ortolani positivo (n=34), para 52,9% (n=18) deles a cor da pele era parda, para 38,2% (n=13) deles a cor da pele era branca, para um deles (2,9%) a cor da pele era negra e para dois deles (5,9%), a cor da pele não foi catalogada.

A idade das mães das crianças com Teste de Ortolani positivo variou entre 14 e 43 anos, sendo a idade média das mesmas de 24,26 ± 6,70 anos (média ± desvio padrão da média). Ainda com relação à idade das mães dos recém-nascidos com Teste de Ortolani positivo, 35,3% (n=12) delas tinham até 20 anos de idade, 44,1% (n=15) delas tinham entre 21 e 30 anos de idade e 20,6% (n=7) delas tinham mais de 30 anos de idade. Estes resultados estão apresentados na Figura 15.

Variável	% (n)
Tipo de parto	
Operatório	79,4% (n=27)
Normal	20,6% (n=7)
Cor da pele	
Parda	52,9% (n=18)
Branca	38,2% (n=13)
Negra	2,9% (n=1)
Amarela	0,0 % (n=0)
Sem informação	5,9% (n=2)
Idade das mães (anos)	
Até 20	35,3% (n=12)
21 a 30	44,1% (n=15)
Mais de 30	20,6% (n=7)

Figura 15 – Resultados referentes à distribuição dos recém-nascidos com Teste de Ortolani positivo, de acordo com o tipo de parto pelo qual nasceram, a cor da pele e a idade das mães, ao nascimento.

Os resultados referentes à distribuição das mães dos recém-nascidos com Teste de Ortolani positivo, de acordo com as variáveis sociodemográficas e aquelas relativas à gestação e ao parto, estão apresentados na Figura 16.

Variável	% (n)
Procedência	
Campo Grande	91,2% (n=31)
Outros locais	8,8% (n=3)
Acompanhamento pré-natal	
Sim	94,1% (n=32)
Não	5,9% (n=2)
Intercorrência gestacional	
Sim	0,0% (n=0)
Não	100,0% (n=34)
Estado civil	
Casada	82,4% (n=28)
Solteira	17,6% (n=6)
Idade gestacional	
34	5,9% (n=2)
35	2,9% (n=2)
36	0,0% (n=0)
37	8,8% (n=3)
38	14,7% (n=5)
39	32,4% (n=11)
40	35,3% (n=12)
Número de gestações	
1	23,5% (n=8)
2	23,5% (n=8)
3 ou mais	47,1% (n=16)
Sem informações	5,9% (n=2)
Abortos	
Sim (multíparas)	8,8% (n=3)
Não	91,2% (n=31)
Forma de apresentação do RN	
Parto normal (n=7)	
Cefálica	85,7% (n=6)
Pélvica	14,3% (n=1)
Parto operatório (n=27)	
Cefálica	77,8% (n=21)
Pélvica	22,2% (n=6)

Figura 16 – Resultados referentes à distribuição das mães dos recém-nascidos, com Teste de Ortolani positivo de acordo com as variáveis sociodemográficas e aquelas relativas à gestação e ao parto.

A maior parte das mães era procedente de Campo Grande 91,2% (n=31) (Figura 17), havia realizado acompanhamento pré-natal 94,1% (n=32) (Figura 18) e era casada 82,4% (n=28) (Figura 19). Nenhuma delas apresentou intercorrência gestacional. A idade gestacional da maioria dos recém-nascidos, ao nascimento, era de 39 a 40 semanas 67,6% (n=23). Em relação ao número de partos, 47,1% (n=16) das mulheres eram primíparas ou aquele era o segundo parto e outras 47,1% (n=16) delas tinham tido 3 partos ou mais (Figura 20). Apenas 8,8% (n=3) das mulheres já haviam sofrido algum aborto. Quanto ao tipo de parto (n=7) foram normais e (n=27) foram cirúrgicos.Quanto a apresentação do feto ao nascimento a maioria foi de apresentação cefálica (Figura 21).

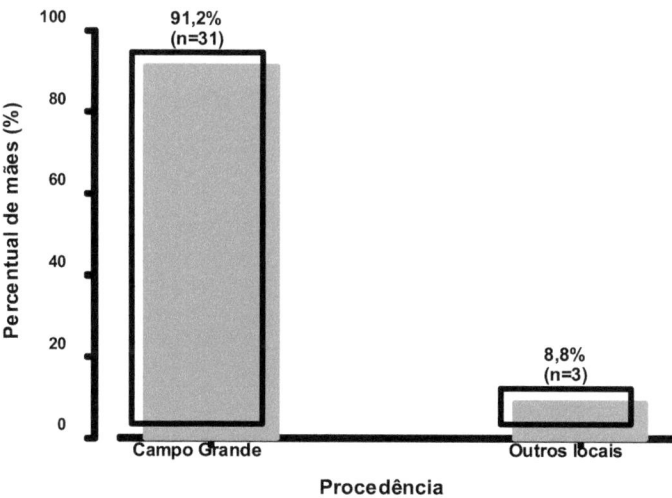

Figura 17 – Percentual de mães de acordo com a procedência das mesmas.

40

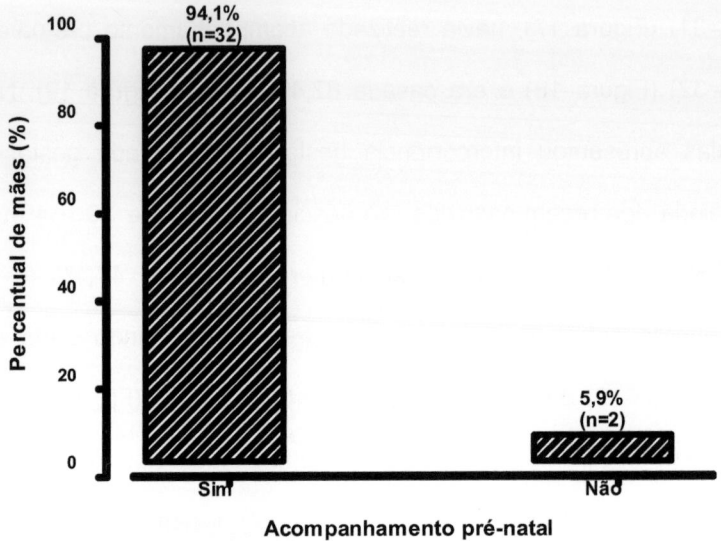

Figura 18 – Percentual de mães de acordo com o acompanhamento pré-natal pelas mesmas.

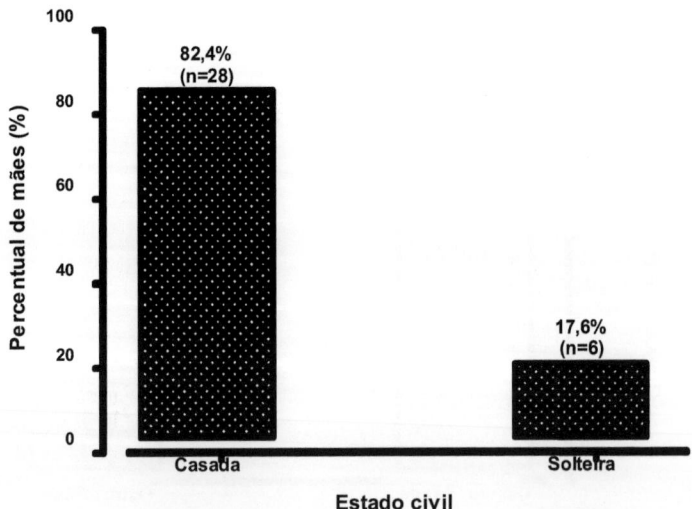

Figura 19 – Percentual de mães de acordo com o estado civil das mesmas.

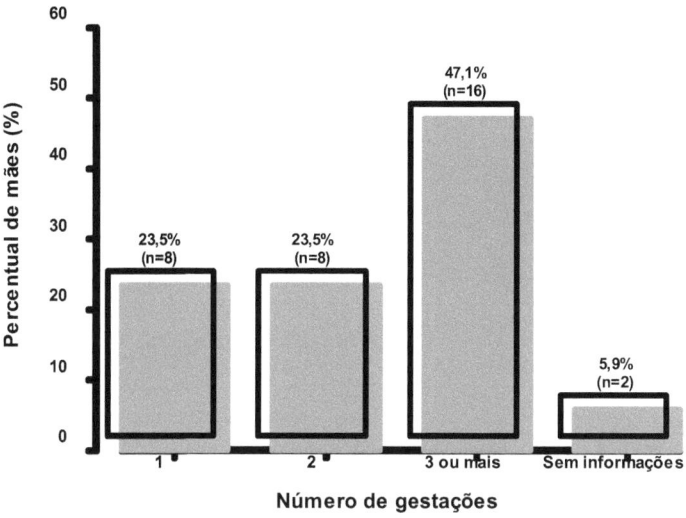

Figura 20 – Percentual de mães de acordo com o número de gestações.

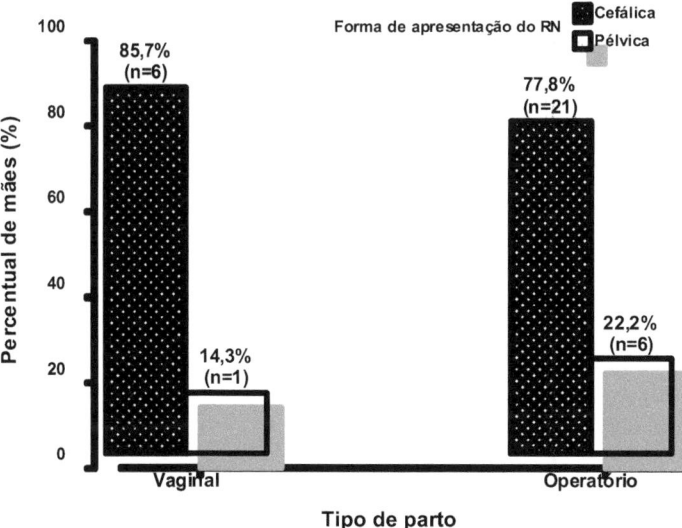

Figura 21 – Percentual de mães dos 34 casos com Teste de Ortolani positivo, de acordo com tipo de parto realizado nas mesmas e a forma de apresentação do recém nascido (RN).

Os resultados referentes à distribuição dos recém-nascidos, de acordo com o sexo, cor da pele, peso, estado nutricional, altura, Apgar e alterações somáticas dos mesmos, estão apresentados na Figura 22.

Variável	% (n)
Sexo	
Feminino	85,3% (n=29)
Masculino	14,7% (n=5)
Cor da pele	
Parda	52,9% (n=18)
Branca	38,2% (n=13)
Negra	2,9% (n=1)
Sem informação	5,9% (n=2)
Peso (kg)	
Abaixo de 2	2,9% (n=1)
Entre 2 e 3	26,5% (n=9)
Entre 3 e 4	64,7% (n=22)
Acima de 4	5,9% (n=2)
Estado nutricional	
Até 1800 g	2,9% (n=1)
Mais de 1800 g	97,1% (n=33)
Altura (cm)	
Abaixo de 42	2,9% (n=1)
Entre 42 e 45	17,6% (n=6)
Entre 46 e 49	52,9% (n=18)
50 ou mais	26,6% (n=9)
Apgar	**% (n)**
1º minuto	
10	2,9% (n=1)
9	47,1% (n=16)
8 ou menos	50,0% (n=17)
5º minuto	
10	47,1% (n=16)
9	47,1% (n=16)
8 ou menos	5,8% (n=2)
Alterações somáticas	
Sim	0,0% (n=0)
Não	100,0% (n=34)

Figura 22 – Distribuição dos recém-nascidos, com Teste de Ortolani positivo de acordo com o sexo, cor da pele, peso, estado nutricional, altura, Apgar e alterações somáticas dos mesmos.

Dos recém-nascidos com Teste de Ortolani positivo era do sexo feminino 85,3% (n=29) (Figura 23), era de cor parda 52,9% (n=18), pesava entre 3 e 4 kilogramas 64,7% (n=22) (Figura 24), apresentava bom estado nutricional, pesando mais de 1800 g 97,1% (n=33) e tinha estatura entre 46 e 49 cm 52,9% (n=18) (Figura 25). Em relação ao escore Apgar, ele foi entre 9 e 10 para 50,0% (n=17) no 1° minuto de vida dos recém-nascidos. No 5° minuto de vida dos recém-nascidos o Apgar 9 e 10 foi para a maioria 94,2% (n=32) (Figura 26). Nenhum dos recém-nascidos apresentava alterações somáticas ao nascimento.

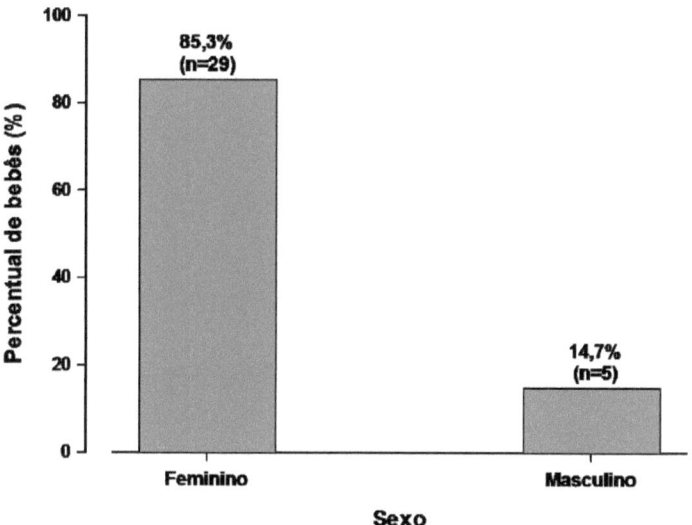

Figura 23 – Percentual de recém-nascidos com Teste de Ortolani positivo de acordo com o sexo dos mesmos.

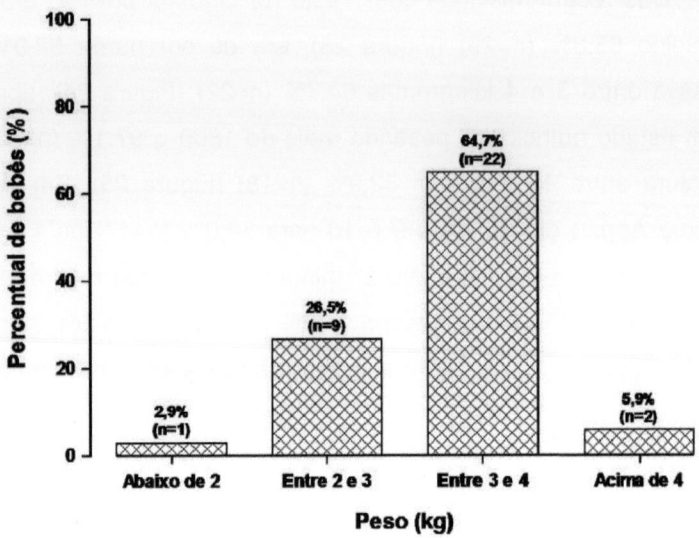

Figura 24 – Percentual de recém-nascidos com Teste de Ortolani positivo de acordo com o intervalo de peso dos mesmos, ao nascimento.

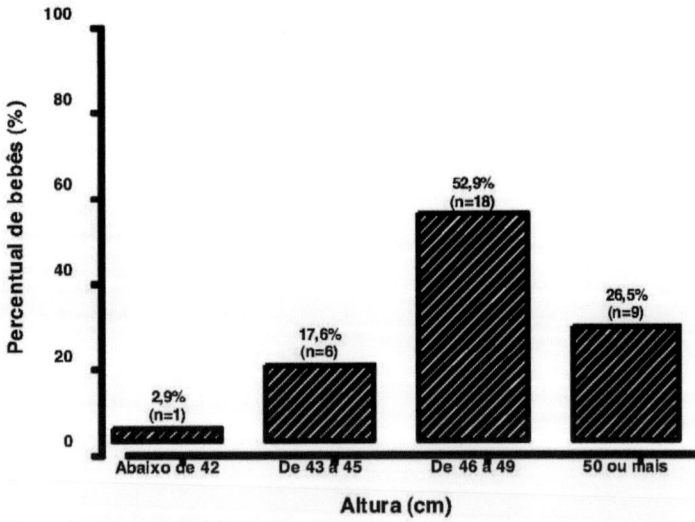

Figura 25 – Percentual de recém-nascidos com Teste de Ortolani positivo de acordo com a altura dos mesmos, ao nascimento.

45

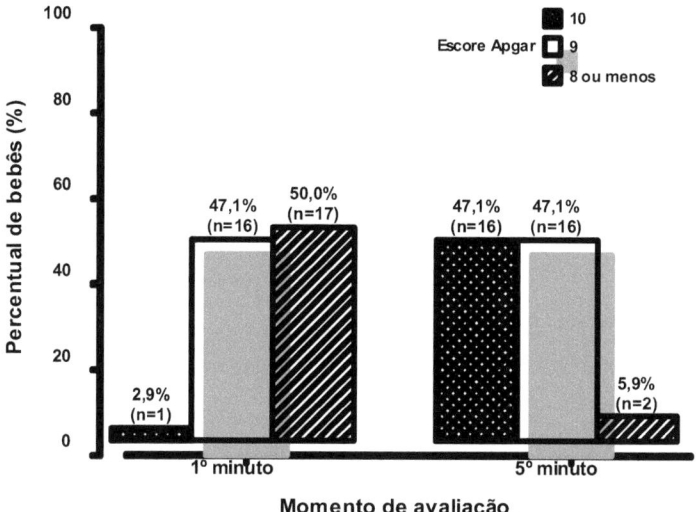

Figura 26 – Percentual de recém-nascidos com Teste de Ortolani positivo de acordo com o escore no Apgar, no primeiro e no quinto minuto após o nascimento.

46

6 DISCUSSÃO

As seqüelas da displasia do desenvolvimento do quadril quando não diagnosticado e tratado precocemente, impõem ao paciente o ônus de um defeito físico para o resto da vida (VOLPON; CARVALHO FILHO, 1985; ROSA FILHO, 2001).

Na literatura nacional são escassos os trabalhos publicados que enfoquem a epidemiologia desta afecção, sendo mais comuns as publicações que relatam dados referentes ao tratamento operatório, em fase tardia de evolução ou de métodos de diagnóstico por imagem (LOBO; LAREDO FILHO, 1987; PALHAS; PIRES, 1991; MILANI et al., 1993; ESPARZA et al., 1999; BREMM et al., 2002; MATOS, 2006).

Exceção a esta regra é o trabalho publicado por Volpon; Carvalho Filho (1985), onde a epidemiologia e o diagnóstico precoce da luxação congênita do quadril foram o foco da pesquisa; e em função da semelhança de objetivos, o trabalho destes autores foi utilizado como base de comparação com os dados do presente estudo.

Na cidade de Campo Grande, Mato Grosso do Sul, nasceu um total de 5.746 crianças no período compreendido entre julho e dezembro de 2009, período de realização deste estudo.

A extensão da amostra deste trabalho tem semelhança proporcional com os relatos bibliográficos, onde Volpon; Carvalho Filho (1985) observaram 38 casos de luxação congênita do quadril em 16.429 recém-nascidos no período correspondente aos meses de julho de 1.978 a julho de 1983.

Esta metodologia de submeter a exame clínico pelo médico ortopedista, após suspeita clínica do médico pediatra, foi semelhante à de Volpon; Carvalho Filho (1985) assim como o estabelecimento da suspeita diagnóstica de luxação congênita de quadril com a realização do teste de Ortolani (VOLPON; CARVALHO FILHO, 1986; VOLPON, 1996; COMMITTEE ON QUALITY IMPROVEMENT, SUBCOMMITTEEE ON DEVELOPMENTAL DYSPLASIA OF THE HIP, 2000; CIPRIANO, 2005; GUARNIERO, 2010).

Os resultados da observação da positividade dos sinais de Galeazzi e de Peter-Bade pelo médico ortopedista, não foram apresentados neste trabalho por não serem específicos da luxação congênita do quadril.

Quanto a predominância do lado o presente trabalho difere um pouco de Volpon; Carvalho Filho (1985) e Angelini et al. (1997).

Considerando-se os 34 recém-nascidos com positividade no teste de Ortolani, estava presente à direita 32,4% dos casos, à esquerda 50,0% dos casos e bilateralmente 17,6% dos casos.

Volpon; Carvalho Filho (1985) relataram luxação do quadril direito em 34,2% dos casos, à esquerda em 31,6% casos e bilateralmente em 34,2% dos casos. Angelini et al. (1997) relataram bilateralidade em 35% dos casos, acometimento à direita em 27,5% dos casos e à esquerda em 37,5% dos casos em um trabalho publicado sobre a sensibilidade da ultrassonografia na confirmação da positividade do teste de Ortolani.

Estas variações em relação ao lado dos quadris acometidos podem estar relacionadas com a formação étnica populacional, com a migração e miscigenação da população brasileira influenciando nas características desta afecção, porém o acometimento predominante do lado esquerdo é regra geral nos relatos da literatura (VOLPON; CARVALHO FILHO, 1985; ROSA FILHO, 2001; PIRES; MELO, 2005).

Dos 4003 recém-nascidos que receberam avaliação ortopédica, foi confirmada clinicamente instabilidade do quadril em 34 casos perfazendo uma taxa de 8% ou seja, 8 casos a cada 1000 nascimentos, que é uma taxa bastante significativa. Quanto à luxação congênita do quadril, esta foi confirmada em apenas três casos, perfazendo uma taxa de 0,75 casos a cada 1000 nascimentos ou 7,47 casos a cada 10000

49

nascimentos, taxa esta inferior à descrita por Volpon; Carvalho Filho (1985) que era de 2,31 casos a cada mil nascimentos.

Entre os recém-nascidos com teste de Ortolani positivo (n=34), o parto de 79,4% deles foi operatório, enquanto que o parto dos demais foi normal. Volpon; Carvalho Filho (1985) relataram que 47,4% das crianças com luxação congênita de quadril nasceram de parto normal, 52,6% de parto operatório. Parece haver uma predominância de luxação congênita do quadril em conceptos de parto operatório, talvez por distócias que justifiquem a indicação de parto operatório e que, ao mesmo tempo, comprometam a posição fetal dentro do útero materno.

Ainda entre os recém-nascidos com teste de Ortolani positivo, para 52,9% deles a cor da pele era parda, para 38,2% deles a cor da pele era branca, para um deles a cor da pele era negra, e para dois deles a cor da pele não foi catalogada. A baixa incidência de luxação congênita do quadril em recém-nascidos negros corrobora os dados de Volpon; Carvalho Filho (1985), assim como os da literatura mundial, conforme os mesmos autores.

A idade das mães das crianças com teste de Ortolani positivo variou entre 14 e 43 anos, sendo a idade média das mesmas de 24,26 ± 6,70 anos. Volpon; Carvalho Filho (1985) relataram uma idade média de

26 anos para as mães dos recém-nascidos com luxação congênita de quadril.

Não foram encontrados relatos na literatura para comparação com os dados de procedência das mães, de seu estado civil e da realização de pré-natal.

No presente trabalho, pela análise da ficha de sala de parto foi possível a identificação do tipo de parto em 82% (n = 4711) dos casos. A observação de que 18% (n =1035) das fichas de sala de parto não informavam o tipo de parto, se normal ou operatório, reflete descuido da equipe de saúde envolvida no atendimento ao recém-nascido, incluindo médicos, enfermeiros, técnicos e auxiliares de saúde, não realizando o preenchimento do prontuário com todas as informações disponíveis.

Dos 34 recém-nascidos com teste de Ortolani positivo, 27 nasceram de parto operatório e sete nasceram de parto normal, sendo a apresentação cefálica presente em 85,7% dos que nasceram de parto normal e 77,8% dos que nasceram de parto operatório. Estes dados são superiores aos de Volpon; Carvalho Filho (1985) que relataram 52,6% dos casos nascidos de parto operatório.

A apresentação cefálica observada neste trabalho é semelhante à relatada por Volpon; Carvalho Filho (1985), de 78,9% com apresentação cefálica, 18,4% de apresentação pélvica e 2,6% de apresentação

51

transversa. No presente trabalho, a maioria dos recém nascidos com teste de Ortolani positivo nasceu de apresentação cefálica.

Volpon; Carvalho Filho (1985) relataram que 92,2% de seus casos eram brancos e o sexo feminino foi mais afetado, numa proporção de 3,2:1 (76,4%) e que o peso médio dos recém nascidos era de 3.365 gramas e, os dados do presente trabalho difere apenas na cor da pele com os autores citados, e com os demais na literatura (SCHOTT, 2000; ROSA FILHO, 2001; PIRES; MELO, 2005; RIZZI, 2008).

No presente trabalho, o escore Apgar foi entre 9 e 10 para 50,0% dos recém-nascidos no 1º minuto de vida, e para a maioria dos recém-nascidos no 5º minuto de vida (94,2%), porém, não foram encontradas referências bibliográficas que relacionassem o escore Apgar com a luxação congênita do quadril.

A simultaneidade de deformidades ortopédicas congênitas, como os pés tortos congênitos é relatada na literatura (VOLPON; CARVALHO FILHO, 1985; VOLPON; CARVALHO FILHO, 1986; SCHOTT, 2000; PIRES; MELO, 2005), mas no presente trabalho, nenhum dos recém-nascidos apresentava outras alterações somáticas ao nascimento.

Os três recém-nascidos (8,8%dos 34 casos), nos quais foi confirmada luxação congênita do quadril ao nascimento, fizeram tratamento clínico com suspensórios de Pavlik.

Acrescenta-se, porém, que os três recém-nascidos tratados no Serviço de Ortopedia do NHU/UFMS, mostravam imagens radiográficas dos quadris, em incidência ântero-posterior e rã, interrupção do arco de Shenton e presença da tríade de Putti, como descrito na literatura (MALAGÓN, 1998; COMMITTEE ON QUALITY IMPROVEMENT, SUBCOMMITTEEE ON DEVELOPMENTAL DYSPLASIA OF THE HIP, 2000).

Deu-se preferência ao tratamento com suspensório de Pavlik pela facilidade de manipulação e higienização da criança e pelo baixo custo do tratamento em comparação com os custos de outros procedimentos. O suspensório de Pavlik tem preço oscilando entre $39.71[a] e $129.99[b], de acordo com o material utilizado na sua fabricação. No Brasil, o suspensório de Pavlik tem preço médio de R$ 82,21[c].

---

[a]: Advanced brace. Disponível em <http://procare.bracesupports.com/pavlik%20harness.htm> . Acesso em 19 Mar. 2011.
[b]: Doctor Closeout.com. Disponível em <http://www.doctorcloseout.com/ViewProduct/Pavlik Harness-Clearance/1343.aspx>. Acesso em 19 Mar. 2011.
[c]: Cirúrgica Freitas Bastos. <http://cirurgicafreitasbastos.com.br/detalheprod.asp?produto=438>. Acesso em 19 Mar. 2011.

7 CONCLUSÕES

1. A prevalência de luxação congênita de quadril em Campo Grande – MS no período de Julho a Dezembro/2009 foi de 0,75/1000.

2. A prevalência de instabilidade de quadril em recém-natos no período de Julho a Dezembro/2009 em Campo Grande/MS foi de 8/1000.

3. Os recém-nascidos mais afetados foram primogênitos da cor parda, gênero feminino com predominância no quadril esquerdo e não houve correlação com doenças sindrômicas.

4. Os fatores de ordem materna evidenciado foram: primiparas jovens, cor parda com a idade abaixo de 30 anos.

REFERÊNCIAS

Angelini AJ, Ventosa MF, Davitt M, Belangero WD. Uso do suspensório de Pavlik no tratamento da displasia congênita de quadril nos pacientes de instituição pública de saúde. Rev Bras Ortop. 1997; 32(4): 305-9.

Bonilla CM, Ramírez AS, Alpízar CM, Aybar PS, Ruiz RI. Diagnóstico tardío de displasia evolutiva de cadera en la población infantil costarricense en el periodo 1996-2000. Acta Med Costarric. 2002; 44(3): 117-20.

Bremm LS, Klein DR, Lompa A. Indicação do uso da RNM no manejo precoce da displasia congênita de quadril. Rev HCPA. 2002; 22(2): 27-30.

Cipriano JJ. Manual fotográfico de testes ortopédicos e neurológicos. 4ed. Barueri: Manoel.2005, p.340-2

Committee on Quality Improvement, Subcommitteee on Developmental Dysplasia of the Hip. Clinical practice guideline: early detection of developmental dysplasia of the hip. Pediatrics. 2000; 105: 896-905.

Esparza J, González A, Mellado M, Cordero JL, García S, Elso J. Diagnóstico precoz de la displasia de desarrollo de la cadera: experiência aplicando um sistema de cribado ecográfico selectivo. Radiologia. 1999; 41: 175-9.

Forst J, Forst C, Forst R, Heller KD. Pathogenetic relevance of the pregnancy hormone relaxin to inborn hip instability. Arch Orthop Trauma Surg. 1997; 116(4): 209-12.

Guarniero R. Displasia do desenvolvimento do quadril: atualização. Rev Bras Ortop [online]. 2010; 45(2):116-21, 2010. Disponível em<http://< www.scielo.br>. Acesso em Nov-2010.

Lobo JG, Laredo Filho J. Artrografia na luxaçäo congênita do quadril. Rev Bras Ortop. 1987; 22(3): 57-65.

Malagón V. Displasia congênita: DC/ Luxacón congênita de la cadera: LCC/ Luxación de la cadera em desarrolo: LCD. Rev Col Ortop Traumatol. 1998. Disponível em: <http://<www.encolombia.com/orto 12198displasia.htm>. Acesso em Dez-2009.

Matos MA. Avaliação ultra-sonográfica pelo método de Graf no quadril infantil. Rev Assoc Med Bras. 2006; 52(1): 53-5.

Milani C, Napoli MMM, Laredo Filho J, Ishida A, Satoshi S. Estudo ultrassonográfico de 400 quadris em crianças com até nove meses de idade pelo método de Graf. Rev Bras Ortop. 1993; 28: 20-4.

Nazer HJ, Hubner MEG, Cifuentes LO, Mardones, CB, Pinochet CM, Sandoval MS. Luxacion congenita de cadera – Displasia evolutiva de la cadera. Rev Hosp Clín Univ Chile. 2009; 20: 112-8.

Palhas TAG, Pires MEE. Luxação congênita do quadril: ultrasonografia e radiologia. Rev Bras Ortop. 1991; 26: 313-6.

Pires KA, Melo MRAC. Luxação congênita do quadril: uma abordagem inicial. Medicina. 2005; 38: 143-9.

Rizzi CB. Displasia do desenvolvimento do quadril. Sep-2008 [online]. Disponível em <celsorizzi.blogspot.com/.../luxaçao-congenita-do-quadril.html>. Acesso em Feb-2009.

Romero CV, Frades JP, Gallardo MDJ. Luxación congénita de cadera: hipótesis sobre su etiología. Enfermería Integral. 1999; 48(1). Disponível em: <http://www.enfervalencia.org/ei/articles/articulos09. htm>. Acesso em Jul-2009.

Rosa Filho BJ. Doenças ortopédicas congênitas. 2001 [online]. Disponível em<http://www.wgate.com.br/conteudo/medicinaesaude/ fisioterapia/congenitas. htm>. Acesso em Feb-2009.

Shott S. Statistics for health professionals. 1990; London: Saunders Company.

Schott PCM. Displasia do desenvolvimento do quadril e luxação displásica do quadril. Rev Bras Ortop. 2000; 35(1/2): 1-6.

Vogel i, Andersson JE, Uldbjerg N. Serum relaxin in the newborn is not a marker of neonatal hip instability. J Pediatr Orthop. 1998; 18(4): 535-7.

Volpon JB. Semiologia ortopédica. Medicina, Ribeirão Preto. 1996; 29: 67-79.

Volpon JB, Carvalho Filho G. Luxação congênita do quadril no recém-nascido – parte I – Dados epidemiológicos. Rev Bras Ortop. 1985; 20(7): 317-20.

Volpon JB, Carvalho Filho G. Luxação congênita do quadril no recém-nascido – parte II – Resultados. Rev Bras Ortop. 1986; 21(4): 125-8.

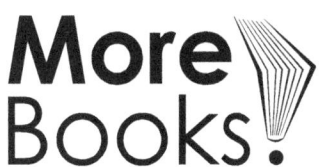
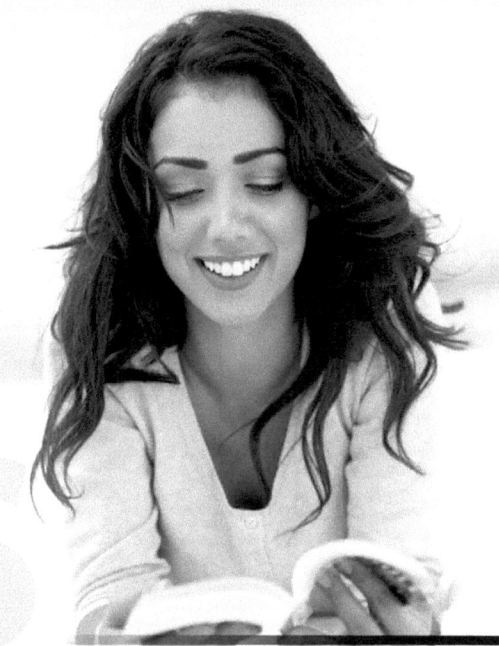

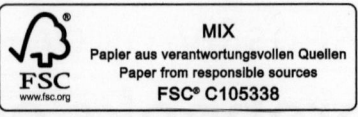
Printed by Books on Demand GmbH, Norderstedt / Germany